LINFEDEMA POSTMASTECTOMÍA:

Autocuidados enfermeros para la prevención y el tratamiento

Alejandra Villagrán Guerrero

Trabajo fin de Grado en Enfermería

Copyright © 2018 Molina Moreno Editores. All rights reserved.

Edita: Molina Moreno Editores molina.moreno.editores@gmail.com

Diseño de portada: Molina Moreno Editores

ISBN-10: 198522450X

ISBN-13: 978-1985224506

LINFEDEMA POSTMASTECTOMÍA – *Autocuidados enfermeros para la prevención y el tratamiento*

Autora de la obra: Alejandra Villagrán Guerrero

Editor: Diego Molina Ruiz

Primera Edición – 08/02/2018

Serie: Mi Trabajo Fin de Grado - Libro 7.

Índice.

1. Resumen 1

2. Introducción 3

3. Justificación 5

4. Marco teórico 7

    4.1 Sistema linfático 7

    4.2 El linfedema 8

    4.3 Tipos de linfedemas y estadios 10

    4.4 Signos y síntomas 11

    4.5 Factores de riesgo 13

    4.6 Linfedema y el cáncer de mama 14

    4.7 Problemática del linfedema 16

    4.8 Calidad de vida en pacientes afectados de linfedema 18

    4.9 Prevención 19

    4.10 Tratamiento 23

5. Objetivos 27

6. Metodología 29

7. Prescripción enfermera 31

8. Propuesta de mejora 35

9. Discusión y conclusiones 39

10. Bibliografía 41

11. Anexos 45

    Anexo 1. Ejercicios de prevención del linfedema

    Anexo 2. Ejercicios respiratorios y ejercicios para favorecer el flujo linfático

1. Resumen

El linfedema es una de las complicaciones tardías del cáncer de mama, que no tiene curación en la actualidad y que se manifiesta con la hinchazón del brazo, mano y tórax. Es la complicación más temida en las mujeres con cáncer de mama, y que actualmente está disminuyendo gracias a la técnica de biopsia del ganglio centinela. Aparece normalmente a lo largo del tiempo una vez finalizado el tratamiento, sobre todo en las mujeres que han sido sometidas a disección axilar y/o radioterapia. Existen varios tipos de linfedemas dependiendo de su etiología. Es una complicación que afecta no solo a nivel físico sino psicológico, provocando una disminución de la calidad de vida. La prevención es lo más importante, por lo que se deben evitar los factores de riesgos. Si ya está instaurado, lo más efectivo es un buen tratamiento. En España han surgido las llamadas "Escuelas del linfedema" en las que trabajan profesionales formados en este tema los cuales forman e informan acerca del linfedema tanto a las personas que lo padecen como a los familiares. Con respecto al tratamiento, existen múltiples opciones como son la higiene y el cuidado de la piel, el drenaje linfático manual, las medidas de contención, Cinesterapia descongestiva, Presoterapia, hidroterapia y EVA.

El personal de enfermería tiene un papel clave en la prevención, detección y tratamiento del linfedema. Estos profesionales deben contar con la capacidad y los conocimientos suficientes para así poder realizar una prescripción enfermera con los cuidados a llevar a cabo.

Abstract. The lymphedema is one of the late complications of breast cancer that has no cure at the present and manifested by swelling of the arm, hand and chest. It is the most feared complication in women with breast cancer, and is currently decreasing due to the technique of sentinel node biopsy. Usually appears over time once treatment is completed, especially in women who have undergone axillary dissection and / or radiation therapy. There are several types of lymphedema depending on its etiology. It is a complication that affects physical and psychological level, causing a decrease in quality of life. Prevention is the most important, so we have to avoid the risk factors. If lymphedema are established, the most effective is a good treatment. Spain have emerged "lymphedema Schools" where professionals are working in this area to form and inform about lymphedema to both, womens and family. With regard to treatment, there are many options such as hygiene and skin care, manual lymphatic drainage, containment measures, Cinesterapia decongestant, Pressure therapy, hydrotherapy and EVA.

Nurses have a key role in the prevention, detection and treatment of lymphedema. These professionals must have the ability and sufficient knowledge in order to make a nurse prescribing with care to perform.

2. Introducción.

El cáncer de mama es una enfermedad cada vez más frecuente entre las mujeres de todo el mundo, y que gracias a los avances tecnológicos, su mortalidad se está viendo disminuida. Sin embargo el aumento de la morbilidad que esta patología conlleva debido a las complicaciones, está siendo un problema actual.

Una de las complicaciones tardías del cáncer de mama es el linfedema, que aparece tras haber finalizado el tratamiento, y que el periodo de aparición varía en el tiempo de días a incluso años. Esta complicación conlleva inflamación en el brazo, pecho y seno. Actualmente no se cuenta con un tratamiento capaz de curarlo, pero sí capaz de disminuirlo e intentar que no avance.

Numerosos estudios hablan del mayor riesgo de padecer linfedema en las mujeres sometidas a cirugía, sobretodo de la extirpación de ganglios linfáticos o a la radioterapia, o ambas conjuntamente.

Por ello, es importante comenzar a dar información para la prevenir esta complicación antes, durante y después de que la mujer haya sido sometida al tratamiento. También detectar el aumento del brazo y los primeros signos y síntomas, es significativo para comenzar a tratarlo precozmente.

Si el linfedema ya está instaurado, esta complicación conlleva cambios en la apariencia física, en el estado de ánimo y en el hecho de relacionarse con los demás, llevando a una disminución de la calidad de vida.

La incidencia del linfedema es variable y no se tiene datos de un porcentaje seguro, aunque varios estudios hablan de que ronda entre el 25-30% de los casos de la mujeres sometidas a linfadenectomía.

Con respecto a los profesionales sanitarios, enfermería tiene un papel fundamental a la hora de informar, detectar, prevenir y tratar esta complicación. Para ello, existen actualmente las llamadas Escuelas del linfedema en las que se brinda información y formación tanto a los pacientes como a los familiares.

3. Justificación.

El cáncer de mama, sigue siendo un tipo de cáncer muy prevalente entre las mujeres de todo el mundo. Gracias a los avances en la tecnología y en los tratamientos, cada vez hay un mayor número de supervivientes de esta enfermedad. Sin embargo, se está aumentando la morbilidad post-tratamiento, y la complicación con mayor incidencia tras el tratamiento, es el linfedema.

Dado que en esta complicación se produce un aumento gradual del volumen del brazo, es importante detectar los primeros síntomas, y poder iniciar lo antes posible un tratamiento precoz. Este aumento del brazo conlleva un cambio físico que pueden afectar negativamente al estado de ánimo y al relacionarse con los demás, llegando así a empeorar la calidad de vida.

Por todo ello es de vital importancia mantener a las mujeres informadas de esta complicación, de sus signos y síntomas, factores de riesgo, prevención, tratamiento, y autocuidados en el caso de que esté ya instaurado. Para ello, los enfermeros que se encargan de este problema en cualquiera de sus fases deben tener unos conocimientos y habilidades suficientes, para transmitir a los pacientes.

4. Marco teórico

4.1 Sistema linfático.

El sistema linfático, es un sistema complejo del cuerpo, que cuenta con una red de ganglios y vasos linfáticos que acumulan y transportan líquido linfático (linfa probablemente deriva del vocablo latino "limpa" que significa limpio, claro, transparente), de forma muy parecida a las venas que recolectan la sangre y la transportan por todo el cuerpo y la llevan de nuevo al corazón. El líquido linfático contiene proteínas, sales y agua, así como glóbulos blancos que ayudan a combatir las infecciones. Su misión consiste en aportar oxígeno y nutrientes a las células y recoger de éstas los productos metabólicos de desecho y las toxinas (Roble, 2006; American Cancer Society, 2013).

El sistema linfático posee una serie de componentes como son:

-Vasos linfáticos: se encargan de llevar el líquido linfático de los tejidos hacia el sistema venoso reincorporándola al torrente circulatorio. Estos vasos están en todo el cuerpo excepto en el sistema nervioso central, en la médula ósea y los cartílagos. Poseen forma en dedo de guante y se comunican formando una red de pequeños vasos denominados capilares linfáticos.

Desde estos capilares sale a los tejidos una determinada cantidad de líquido, que en condiciones normales (90%) es reabsorbido en su mayor parte por los propios capilares. El resto (10%) se elimina a través de los vasos linfáticos. En todo el organismo se forman de 1 a 2 litros de linfa.

-Ganglios linfáticos: son engrosamientos de los vasos del sistema linfático. Constituyen una parte fundamental ya que poseen funciones inmunitarias importantes. Se sitúan tanto en profundidad como en áreas más superficiales de todo el cuerpo, siendo abundantes en cuello, axilas e ingles. Poseen una forma variable (redondeado, alargado o con forma de habichuela) y un tamaño que oscila entre 0,5 y 1 cm, el cual puede aumentar debido a procesos infecciosos o tumorales. (Roble, 2006; AECC, 2010)

Una vez definido los componentes del sistema linfático, podemos decir que tiene varias funciones como:

- Recogida de la linfa que se genera en los tejidos y transporte de la misma al torrente circulatorio. Reabsorbe entre un 2 y un 19% del líquido presente en el espacio intersticial.
- Papel importante en la defensa y protección del organismo.
- Ejerce la acción de filtro biológico, es decir, se encarga de la depuración y limpieza.(AECC,2010)

4.2 El linfedema.

El término "edema" se refiere a una hinchazón debida a la acumulación de una excesiva cantidad de fluido en los tejidos u órganos. El linfedema consiste en la hinchazón de la piel y el tejido subcutáneo como resultado de la obstrucción de los vasos o ganglios linfáticos causada por la acumulación de grandes cantidades de fluido linfático en la región afectada. Suele estar localizado en las extremidades uni o bilateralmente, pero también puede aparecer en otras regiones del cuerpo. (Robles, 2006)

Yélamos et al (2007), definen el linfedema como el acúmulo de líquido rico en proteínas (linfa) en una extremidad como resultado de una sobrecarga del sistema linfático, en el que el volumen de linfa acumulada excede a la capacidad de drenaje de la misma.

Por otra parte, para Jiménez-Pérez et al (2011), el linfedema se presenta cuando el sistema linfático resulta insuficiente para la carga linfática (cantidad de fluidos y proteínas evacuadas del espacio intersticial a través del sistema, por unidad de tiempo), sobrepasando la capacidad de trasporte del sistema, lo que motiva la aparición de cambios en los tejidos con pérdida progresiva de elasticidad y formación de edema con alto contenido proteico en el espacio intersticial. Se manifiesta por un incremento en el tamaño o hinchazón de una extremidad o región del cuerpo. Puede evolucionar hacia la cronicidad, etapa considerada irreversible.

Greene y Maclellan (2013), hablan del linfedema como una condición incurable y crónica causado por el desarrollo anómalo del sistema linfático (linfedema primario) o lesión de vasos linfáticos (linfedema secundario).

También Aloi-Timeus y Robles-Vidal (2008) definen linfedema como un edema progresivo del tejido blando subcutáneo debido a la acumulación de linfa, un líquido rico en proteína. El linfedema surge debido a una interferencia con el drenaje linfático normal de la linfa a la sangre, una condición llamada «Insuficiencia Mecánica» del sistema linfático vascular, la cual resulta en el característico edema del miembro afectado. Normalmente ocurre en las extremidades (brazos y/o piernas) pero también en la cara, la cabeza, el torso y los genitales.

Es una enfermedad crónica y progresiva no se debe dejar sin tratar ya que puede resultar en desfiguración (elefantiasis), fibrosis (endurecimiento) del miembro afectado, demora en la curación de heridas, formación de quistes y fístulas linfáticas, y susceptibilidad a repetidas infecciones.

También encontramos definiciones de linfedema, realizadas por la Sociedad Americana del Cáncer, y por la Asociación Española contra el Cáncer.

El linfedema es una acumulación de líquido linfático en los tejidos adiposos justamente debajo de su piel. Por lo general, se desarrolla lentamente con el tiempo, y la inflamación puede variar de leve a grave, así como presentarse después de una cirugía o de la radioterapia, que hace que el líquido no fluya a esta área y se acumule causando el linfedema. Sin embargo, también puede surgir varios meses o incluso muchos años después. (American Cancer Society, 2013)

El linfedema es el acúmulo de líquido rico en proteínas (linfa) en una extremidad como resultado de una sobrecarga del sistema linfático, ya que el volumen de linfa acumulada excede a la capacidad de drenaje de la misma. (AECC, 2010)

Sinno et al. (2012), añaden además a la definición de linfedema añaden otras características como el hecho de que tiene graves consecuencias sobre las actividades de la vida diaria, y sobre la propia imagen corporal de la persona que lo padece.

También debemos tener en cuenta que el linfedema es una condición progresiva que puede avanzar a través de las diversas etapas de la inflamación y la fibrosis, lo cual puede alterar la función, promover la infección y provocar considerable angustia psicológica en las personas que lo padecen.

Brown et al. (2013), añaden además de que es una acumulación anormal de proteínas en el miembro afectado, (hecho que puede ocurrir después de extirpación de ganglios linfáticos, trauma o irradiación), que esta enfermedad progresiva crónica no tiene cura conocida y que tiene efectos negativos en la cicatrización de heridas, en el flujo de sangre, la oxigenación tisular, en la función física y la calidad de vida.

Para Green et al. (2013), hay que añadir a la definición de linfedema las limitaciones funcionales, es decir, cómo afecta al movimiento de las extremidades, y con ello, a la calidad de vida.

Serra (1994), incluye la etiología que puede tener los edemas, como: origen cardiaco, deficiencia de proteínas circundantes debido al aumento de la permeabilidad capilar o por trastornos hormonales. Por tanto, el linfedema es la manifestación clínica, que consiste en el edema de una extremidad a consecuencia de una interrupción o alteración del sistema linfático y puede definirse como enfermedad en curso crónico.

Por tanto, la definición de linfedema quedaría unificada entre todas las definiciones encontradas como una acumulación de linfa o también llamado líquido linfático, debida a la obstrucción de ganglios y vasos que componen el sistema linfático, y que excede de la capacidad de filtrado de éste. Esta acumulación, conlleva cambios en los tejidos de la zona afectada (normalmente en los miembros tanto superiores como inferiores, aunque puede darse también en otras zonas del cuerpo), y se manifiesta con la hinchazón o aumento de tamaño del miembro afectado. Esta hinchazón, es crónica y progresiva, es decir, se desarrolla lentamente con el tiempo y se puede clasificar de leve a grave. Esta patología afecta no solo a la imagen corporal, sino a las actividades diarias y por ello, reduce la calidad de vida de la persona que lo padece.

4.3 Tipos de linfedema y estadios.

Existen dos tipos de linfedema en función de las causas que lo originan:

> Primario o congénito: es idiopático y poco frecuente. Aparece debido a alteraciones congénitas del sistema linfático o bien por trastornos vasculares tales como hemangiomas, linfagiomas, manchas en vino de Oporto (también conocido como hemangioma plano o nevus flámeo), o el Síndrome de Klippel-Trenaunay-Weber. Se clasifica según la edad, es decir, puede aparecer en el nacimiento (10%), en la adolescencia, pubertad o de adulto antes de los 35 años (80%), o bien pasada esta edad (10%). Puede afectar a las extremidades y también a otras zonas del cuerpo. (Robles, 2006; AECC, 2010; Sinno, Izadpanah, Tahiri, Christodoulou, Thibaudeau, Williams, Slavin y Lin, 2012; Greene y Maclellan, 2013)

> Secundario o adquirido: Se manifiesta por el daño producido a los vasos linfáticos como consecuencia de procesos tumorales, infecciosos o de

> tratamientos como la cirugía (cuando se realiza extirpación de los ganglios linfáticos) o la radioterapia,. Este tipo de linfedema puede aparecer con el tiempo, tanto inmediatamente al post-operatorio, o bien semanas, meses o años después. (Robles,2006; AECC,2010; Sinno, Izadpanah, Tahiri, Christodoulou, Thibaudeau, Williams, Slavin y Lin, 2012; Greene y Maclellan, 2013)

Según Acebal, Alba, et al (2011), la Sociedad Internacional del linfedema, establece una clasificación por estadios:

- Estadio 0: latente. Puede durar meses/años.
- Estadio 1: aparece a últimas horas del día y desaparece con el reposo y la elevación del miembro. La piel aparece blanda a la presión.
- Estadio 2: se reduce pero no desaparece tras un reposo prolongado. La piel aparece indurada.
- Estadio 3: linfedema importante e indurado y se asocian complicaciones como flictenas, foliculitis, úlceras, exudados.

Por otra parte la AECC (2010), hace una clasificación por grados:

- Grado 1 o infraclínico: corresponde a las pacientes que refieren pesadez en su brazo pero no hay diferencia en la circunferencia del brazo.
- Grado 2: linfedema reversible con la elevación del brazo.
- Grado 3: linfedema irreversible. No hay cambios con la elevación del brazo.
- Grado 4: elefantiasis (gran aumento de volumen) con cambios visibles en la piel.

4.4 Signos y síntomas.

Existen unos signos y síntomas característicos en las personas que padecen linfedema como son:

- Inflamación en seno, tórax, hombro, brazo o mano.(Roble, 2006; Braz da Silva, Angotti, Franco y Jorge, 2009; Jiménez-Pérez , Zepeda-Ornelas , Laguna-Macías, Frías-Terrones y Meza-León , 2011; Ridner, Fu, Wanchai, Stewart, Armer y Cormier, 2012; American Cancer Society, 2013)
- Sensación de pesadez en parte del cuerpo. (AECC, 2010; American Cancer Society, 2013)

- Cambios en la textura de la piel, que puede estar tensa, dura o roja.(Aloi-Timeus y Robles-Vidal,2008; Braz da Silva, Angotti, Franco y Jorge, 2009; AECC,2010; Hardy,2012; Coriddi, Khansa, Stephens, Miller, Boehmler y Tiwari, 2013; American Cancer Society,2013; Mundim e Barros, Sanches, de Almeida y aldeira de Oliveira, 2013)

- Dolor, hormigueo o molestia presente en la región del cuerpo, y que no estaba anteriormente (Jiménez-Pérez, Zepeda-Ornelas, Laguna-Macías, Frías-Terrones y Meza-León, 2011; American Cancer Society,2013; Coriddi, Khansa, Stephens, Miller, Boehmler y Tiwari, 2013)

- Menos movilidad o flexibilidad en las articulaciones (hombro, mano o muñeca).(Aloi-Timeus y Robles-Vidal,2008; Braz da Silva, Angotti, Franco y Jorge, 2009; Jiménez-Pérez, Zepeda-Ornelas, Laguna-Macías, Frías-Terrones y Meza-León, 2011; American Cancer Society,2013; Simão, Saad, Janeiro y Miranda, 2013; Mundim e Barros, Sanches, de Almeida y aldeira de Oliveira, 2013)

- Dificultad para introducir el brazo en la ropa de la parte superior. (Aloi-Timeus y Robles-Vidal,2008; Hardy,2012; American Cancer Society,2013)

- Al poner el sostén no queda de la misma manera.(American Cancer Society,2013)

- Reloj, anillo, pulsera… en la extremidad, que ha comenzado a apretar sin haber aumentado de peso. (Aloi-Timeus y Robles-Vidal, 2008; American Cancer Society,2013)

- Aumento de peso de la extremidad. (Aloi-Timeus y Robles-Vidal, 2008; Jiménez-Pérez, Zepeda-Ornelas, Laguna-Macías, Frías-Terrones y Meza-León, 2011; Hardy,2012; Simão, Saad, Janeiro y Miranda, 2013; Mundim e Barros, Sanches, de Almeida y aldeira de Oliveira, 2013; Coriddi, Khansa, Stephens, Miller, Boehmler y Tiwari, 2013)

- Parestesia de la mano. (Braz da Silva, Angotti, Franco y Jorge, 2009; Jiménez-Pérez, Zepeda-Ornelas, Laguna-Macías, Frías-Terrones y Meza-León, 2011; Simão, Saad, Janeiro y Miranda, 2013)

- Rigidez de los dedos. (Simão, Saad, Janeiro y Miranda, 2013)

- Incidencia de infecciones sistémicas y locales. (Roble, 2006; Braz da Silva, Angotti, Franco y Jorge, 2009; Simão, Saad, Janeiro y Miranda, 2013; Mundim

e Barros, Sanches, de Almeida y aldeira de Oliveira, 2013; Coriddi, Khansa, Stephens, Miller, Boehmler y Tiwari, 2013)
- Deformidades posturales. (Simão, Saad, Janeiro y Miranda, 2013)
- Descenso de la autoestima y problemas con la imagen corporal. (Robles,2006; Ridner, Fu, Wanchai, Stewart, Armer y Cormier, 2012; Simão, Saad, Janeiro y Miranda, 2013; Mundim e Barros, Sanches, de Almeida y aldeira de Oliveira, 2013; Coriddi, Khansa, Stephens, Miller, Boehmler y Tiwari, 2013)

4.5 Factores de riesgo.

Según numerosos estudios, como factores de riesgo que pueden llevar a la aparición de linfedema, encontramos los siguientes:
- El índice de masa corporal elevado (IMC). (Robles,2006; Aloi-Timeus y Robles-Vidal,2008; López-Martín, y De Carlos Iriarte;2010; Card, Crosby, Liu, Lindstrom, Lucci y Chang, 2012; Hardy,2012; Mundim e Barros, Sanches, de Almeida y aldeira de Oliveira, 2013; Greene y Maclellan, 2013; Green, Paladugu, Shuyu, Stewart, Shyu y Armer, 2013)
- La hipertensión arterial elevada. (Mundim e Barros, Sanches, de Almeida y aldeira de Oliveira, 2013)
- Antecedentes de infección o inflamación. (Yélamos, Montesinos, Eguino, Fernández, González, García y Fernández,2007; Aloi-Timeus y Robles-Vidal,2008; AECC,2010; Mundim e Barros, Sanches, de Almeida y aldeira de Oliveira, 2013; Greene y Maclellan, 2013) o secundaria a la linfagitis (infección) que interrumpe el funcionamiento normal de las vías linfática(Robles,2006)
- Uso excesivo de la extremidad en actividades diarias o en ejercicio vigoroso. (AECC,2010; Mundim e Barros, Sanches, de Almeida y aldeira de Oliveira, 2013)
- Exposición del miembro afectado a cambios de presión. (Mariscal,2006; Aloi-Timeus Salvato, Robles-Vidal,2008)
- Exposición a altas temperaturas de miembro. (Aloi-Timeus y Robles-Vidal,2008; AECC,2010; Mundim e Barros, Sanches, de Almeida y aldeira de Oliveira, 2013)

- Traumas locales, aparición de edema post-cirugía que interrumpa o dañe el sistema linfático o la presencia de seroma (Robles,2006; Aloi-Timeus y Robles-Vidal,2008; Mundim e Barros, Sanches , de Almeida y aldeira de Oliveira, 2013)
- Cambios circulatorios de la sangre arterial y venosa. (Mundim e Barros, Sanches , de Almeida y Aldeira de Oliveira, 2013)
- Las personas sometidas a mastectomía sin reconstrucción tienen mayor riesgo de linfedema. (Robles,2006)
- La técnica de disección de los ganglios axilares aumenta el riesgo de aparición de linfedema en comparación con la técnica del ganglio centinela. (Robles,2006; Yélamos, Montesinos, Eguino, Fernández, González, García y Fernández,2007; AECC,2010; Simão, Saad, Janeiro y Miranda, 2013; Coriddi, Khansa, Stephens, Miller, Boehmler y Tiwari, 2013)
- La radioterapia postoperatoria. (Yélamos, Montesinos, Eguino, Fernández, González, García y Fernández,2007; AECC,2010; Card, Crosby, Liu, Lindstrom, Lucci y Chang, 2012; Robles,2006; Simão, Saad, Janeiro y Miranda, 2013)
- Estadio avanzado de la enfermedad, edad avanzada, o la quimioterapia pueden afectar la circulación linfática, lo que lleva a un mayor riesgo de padecer linfedema. (Coriddi, Khansa, Stephens, Miller, Boehmler y Tiwari, 2013)

4.6 Linfedema y el cáncer de mama.

El cáncer de mama es un tipo de tumor maligno, más prevalente en mujeres que en hombres. Además es el cáncer que más se da en las mujeres, seguido del cáncer colorrectal (Sociedad Española de Oncología Médica, 2013). El cáncer de mama está superando al de pulmón por primera vez en cuanto a cifras en la población. Actualmente, es el más común en los países desarrollados, aunque se estima que para 2020, casi el 70% de los casos se presentará en el mundo en desarrollo. La Asociación Española Contra el Cáncer (AECC) señala que "...*en España se diagnostican cada año unos 22.000 casos de cáncer de mama, lo que representa el 30% de todos los tumores en el sexo femenino...*". La mayoría de los casos se diagnostican entre los 35 y los 80 años, con una máxima incidencia entre los 45 y los 65. (Yélamos, Montesinos, Eguino, Fernández, González, García y Fernández, 2007; Jiménez-Pérez, Zepeda-Ornelas, Laguna-Macías, Frías-Terrones y Meza-León , 2011; Kern y Moro,2012)

Gracias a los avances que existen actualmente, el diagnostico precoz y las múltiples opciones de tratamiento, está disminuyendo significativamente la mortalidad por este tipo de cáncer, ya que se estima que más del 80 por cierto de las personas diagnosticadas sobrevivirán 5 años. Por otra parte, también existen datos que corroboran que aunque se haya conseguido una disminución de la mortalidad, hoy en día sigue existiendo un aumento de la morbilidad tras haber completado el tratamiento. Por tanto, el aumento de la supervivencia en este tipo de cáncer, conlleva un aumento de la longevidad y un mayor impacto de la morbilidad. (Card, Crosby, Liu, Lindstrom, Lucci y Chang, 2012)

Por todo ello, es muy importante prevenir esta morbilidad existente, para así mejorar la calidad de vida de los sobrevivientes de cáncer de mama. Una de las morbilidades de mayor incidencia en este tipo de pacientes con cáncer de mama, es el linfedema, que afecta entre un 25 y un 30% por ciento de los supervivientes con linfadenectomía (Mariscal, 2006). Según numerosos estudios, el linfedema en este tipo de cáncer, se relaciona con un índice de masa corporal elevado, la mastectomía, la radioterapia, la disección axilar y con un mal estado del sistema linfático. (Aloi-Timeus y Robles-Vidal, 2008; Camacho- Bejarano; Mariscal- Crespo; Merino- Navarro, 2009; Padín-López, Robledo- Cárdenas; Rubio- Barranco; Sánchez- Salado, 2010; Card, Crosby, Liu, Lindstrom, Lucci y Chang, 2012; Simão, Saad, Janeiro y Miranda, 2013)

Varios autores como AECC (2010) y Robles (2006) estiman que 1 de cada 4 mujeres desarrollará esta complicación, tras haber terminado el tratamiento del cáncer de mama. Con respecto al tiempo de aparición del linfedema es variable, ya que puede aparecer a las semanas, meses o incluso años, de haber finalizado el tratamiento. Sin embargo en la mayoría de los casos aparece durante el primer año tras la cirugía. (Mariscal, 2006; Robles, 2006; AECC, 2010). Alrededor del 60-70% de los casos de linfedema, se presentan durante los primeros tres años después del diagnóstico. Sin embargo, han aparecido casos donde éste se ha presentado hasta 15 o 20 años después. Por ello se habla de una complicación tardía del cáncer de mama. (Jiménez-Pérez, Zepeda-Ornelas, Laguna-Macías, Frías-Terrones y Meza-León, 2011)

Además de la reducción de movimiento del miembro afectado de linfedema, se produce un aumento de peso debido a la interrupción del flujo linfático axilar, por la radioterapia o por la extirpación de los ganglios axilares, lo que puede ocasionar que la musculatura de la espalda y cuello también se vea dañada. Todo ello, puede producir alteraciones en la piel, a nivel psicológico y en la postura, ya que según el estudio de Simão, Saad, Janeiro y Miranda (2013), *"...el tronco de los pacientes post- mastectomía con linfedema está inclinado lateralmente hacia el lado opuesto de la cirugía..."*. (Robles, 2006; Simão, Saad, Janeiro y Miranda, 2013 pag 6)

Actualmente, con respecto a los datos sobre la incidencia del linfedema no son exactos. Sin embargo, algunos autores hablan de una disminución en la incidencia de linfedema en las mujeres sometidas a la biopsia del ganglio linfático centinela, con respecto a las mujeres que se someten a la disección de los ganglios axilares. (Coriddi, Khansa, Stephens, Miller, Boehmler y Tiwari, 2013)

4.7 Problemática del linfedema.

El cáncer de mama y las complicaciones tras el tratamiento, pueden conllevar un empeoramiento de la calidad de vida de la persona que las padece. (McNeely, 2010)

Las complicaciones más recurrentes en el cáncer de mama y que por tanto son problemáticas para el paciente son (Aloi-Timeus y Robles-Vidal, 2008):

- Infecciones de las heridas
- Seromas
- Hematomas
- Plexopatía braquial
- Disminución en la movilidad del brazo
- Insensibilidad axilar
- Linfedema

El linfedema es una enfermedad mundial que no tiene curación, y que en la actualidad, su diagnóstico es en gran parte basado en sintomatología del paciente, ya que los métodos de diagnostico son deficientes. Como comentan algunos autores, es una condición progresiva y crónica, que se asocia a pérdidas de la movilidad del hombro y brazo, y de la fuerza. (Aloi-Timeus y Robles-Vidal, 2008; Acebal, Alba et al., 2011; Johansson, Hayes, Speck, Schmitz, 2013; Coriddi, Khansa, Stephens, Miller, Boehmler y Tiwari, 2013)

Según un estudio de la Federación Española del Cáncer de Mama, *"...el linfedema también es problemático ya que se habla de su "invisibilidad", tanto entre personal de salud como por las propias pacientes y su entorno social. Lo que se evidencia por la inexistencia de un protocolo de actuación estandarizado, falta de recursos profesionales especializados para su prevención y tratamiento (humanos, técnicos, de infraestructura y económicos), carencia de un enfoque multidisciplinar, así como por la escasez de información acerca de qué es y cómo prevenirlo..."*. (Jiménez-Pérez , Zepeda-Ornelas , Laguna-Macías, Frías-Terrones y Meza-León , 2011, pag 4)

Por lo tanto, entre los profesionales sanitarios, lo más importante a tener más en cuenta en estos pacientes con riesgo, es el miedo que presentan a padecer algunos de los signos o síntomas del linfedema. Por ello, hay que instruir principalmente en el cuidado de la piel. (Ridner, Fu, Wanchai, Stewart, Armer, Cormier, 2012)

Así, aunque lo más importante es la prevención del linfedema, si no ha sido posible y ya está instaurado, los autocuidados son necesarios para evitar que empeore y se produzcan complicaciones secundarias al linfedema. Estos autocuidados deben realizarlos profesionales sanitarios especializados, además de las propias mujeres contando con el apoyo de enfermeras. (Mariscal,2006; Sheila H. Ridner, Mei R. Fu, Ausanee Wanchai, Bob R. Stewart, Jane M. Armer, Janice N. Cormier, 2012)

Los autocuidados irán encaminados a solucionar los problemas que padecen las personas con linfedema como son: las molestias del brazo afectado, los cambios físicos y de la imagen corporal, que pueden acarrear consecuencias en el ámbito laboral, doméstico y social. (Yélamos, Montesinos, Eguino, Fernández, González, García y Fernández, 2007; Greene y Maclellan, 2013)

Como se ha dicho anteriormente, el linfedema, es una complicación tardía del cáncer de mama que conlleva en sí, unos problemas secundarios entre los que se pueden encontrar: celulitis (que conlleva inflamación, dolor, hinchazón y sensación general de malestar), linfadenitis, linfangitis, erisipela, micosis, esclerosis, septicemia, linfangitis, flebitis química, y linfangiosarcoma (es un angiosarcoma en el linfedema crónico, casi siempre postmastectomía conocido como Síndrome de Stewart-Treves). (Acebal, Alba et al. 2011; Jiménez-Pérez, Zepeda-Ornelas, Laguna-Macías, Frías-Terrones y Meza-León, 2011; Hardy,2012)

4.8 Calidad de vida en pacientes afectados de linfedema.

Debido al alto porcentaje de sobrevivientes que existe del cáncer mama, la calidad de vida de estas personas debe ser un punto prioritario, ya que el hecho de haber pasado por un cáncer tiene un gran impacto emocional, no sólo por la enfermedad en sí, sino por los tratamientos o por sus efectos.

Está demostrado que a estas personas les surgen preocupaciones cuando se inicia el tratamiento y que normalmente las mantienen una vez finalizado. Estas preocupaciones, tienen que ver con la sexualidad, imagen corporal, familia, trabajo, la función física propia y la autoestima. Por ello, es importante que sean consideradas para evitar una disminución de la calidad de vida. (Robles, 2006; Yélamos, Montesinos, Eguino, Fernández, González, García y Fernández, 2007; Royo, 2011)

Para las mujeres que han pasado por un cáncer de mama, la calidad de vida se ve afectada principalmente por una de las complicaciones, el linfedema, que aparece sobretodo en las personas sometidas a disección ganglionar y/o sometida a radioterapia. (Yélamos, Montesinos, Eguino, Fernández, González, García y Fernández, 2007)

Por tanto, cuando se presenta esta complicación, se produce un aumento en el tamaño del brazo que conlleva cambios físicos a los que hay que conseguir que la persona se adapte, ya que puede afectar negativamente en el estado de ánimo, en el relacionarse con lo demás y el aceptarse a sí misma, y así contribuir a un empeoramiento de la calidad de vida. (AECC, 2010)

Una vez presente el linfedema, para controlar el malestar instaurado en la persona que lo padece, existen unas variables propias de la persona y de su alrededor como son: la personalidad, la familia y amigos, la situación personal, la religión, los valores, las actitudes y la manera y capacidad de expresar sus sentimientos. (Robles, 2006)

Esta complicación supone una limitación para realizar las actividades de la vida diaria, y que junto con el miedo a la recaída del cáncer, son una fuente de estrés en los pacientes. (Yélamos, Montesinos, Eguino, Fernández, González, García y Fernández, 2007; Jiménez-Pérez, Zepeda-Ornelas, Laguna-Macías, Frías-Terrones y Meza-León, 2011)

Por ello, es frecuente entre las pacientes con este problema: depresión, ansiedad, miedo, mala percepción de la autoimagen, frustración (al tener depender de otras personas en algunas situaciones), culpabilidad, y problemas en la sexualidad. (Yélamos, Montesinos, Eguino, Fernández, González, García y Fernández, 2007; Jiménez-Pérez, Zepeda-Ornelas, Laguna-Macías, Frías-Terrones y Meza-León, 2011)

Por otra parte, estas pacientes presentan preocupación y problemas a la hora de desarrollar algunos trabajos, sobre todo si requiere de esfuerzo físico. En algunos casos se puede llegar a la jubilación temprana, lo que conlleva problemas en el plano económico y de realización de sí misma. Finalmente, con respecto a las relaciones sociales, se puede producir un aislamiento y con ello, una disminución de las relaciones interpersonales. (Jiménez-Pérez, Zepeda-Ornelas, Laguna-Macías, Frías-Terrones y Meza-León, 2011)

4.9 Prevención.

La alta incidencia del linfedema y sus repercusiones en la calidad de vida de las personas que lo padecen, hacen que se requiera de una mejor prevención para así poder iniciar un tratamiento más precoz.

Estudios recientes muestran que los ejercicios aeróbicos, de resistencia y de flexibilidad están indicados ya que ni aumentan ni provocan el linfedema, y además contribuye a un aumento de la calidad de vida de estos pacientes. El ejercicio se ve incluido tanto en la prevención del linfedema, como en el tratamiento una vez instaurado (Ver anexo 1).

Tipos de prevención (López-Martín y De Carlos Iriarte, 2010):

- Prevención primaria: Es la realizada antes de que aparezca la complicación. En el cáncer sería la utilización de técnicas como la del ganglio centinela o la extirpación de pocos ganglios, en vez de la utilización de radioterapia o linfadenectomía, que aumentan el riesgo de linfedema.
- Prevención secundaria: se trata la prevención y el tratamiento precoz de las infecciones y complicaciones de los pacientes con factores de riesgo. Aquí se

educa a los pacientes en cuidados como llevar una dieta equilibrada y variada, y así evitar la obesidad, y también en otras medidas de autocuidado como evitar traumatismos, quemaduras, picaduras, heridas…en el miembro afecto.
- Prevención terciaria: se da una vez que se ha diagnosticado el linfedema. Se instaura un tratamiento para mejorar los síntomas y evitar que empeore.

Actualmente para formar e informar a las personas acerca del linfedema, han surgido las Escuelas del linfedema en diferentes hospitales de nuestro país.

El objetivo de estas escuelas, es dar a los pacientes información suficiente para prevenir la aparición y poder detectar los síntomas, y así acudir a la consulta para ser valorados de forma precoz. Las clases informativas van orientadas tanto a pacientes como a familiares, y en ellas se deben tratar aspectos esenciales como (López-Martín y De Carlos Iriarte, 2010):

- Explicación de la función y anatomía del sistema linfático. Además, se aportará información acerca de medidas de prevención y de autocuidados como la dieta, cuidado de la piel y ejercicios a realizar en casa.
- Reconocimiento precoz de los síntomas y orientación acerca de la sospecha de aparición del linfedema y de sus complicaciones.
- El papel del ejercicio en la prevención y el tratamiento del linfedema, y la calidad de vida Es importante destacar el papel del ejercicio en la prevención del linfedema, ya que numerosos estudios e investigaciones actuales hablan de los beneficios que presentan el realizar ejercicio tanto en personas sanas como a aquellas enfermas.

En este caso el ejercicio relacionado con el cáncer de mama puede ser útil para prevenir, tratar o revertir los efectos del tratamiento, como puede ser el linfedema. (Schmitz y Speck 2010; Merino- Navarro; Mariscal-Crespo, Camacho-Bejarano, 2011; Murnane, Geary, Milne, 2012)

Además como añade Kern de Castro y Moro (2012), el ejercicio físico durante el tratamiento puede ayudar disminuir la tensión y el estrés que sufren los pacientes en este periodo, aunque señalan que deben realizarse más estudios al respecto.

Los estudios proporcionan resultados a favor del ejercicio, ya que se mejora la capacidad respiratoria, la composición corporal y densidad mineral de los huesos, la fortaleza muscular, una disminución de la fatiga y un mayor control del dolor, bienestar psicológico, mejora del estado de ánimo y de la calidad de vida. (Robles, 2006; Schmitz y Speck 2010; López-Martín, y De Carlos Iriarte, 2010; Keogh y Jones, 2011; Merino- Navarro; Mariscal-Crespo ; Camacho-Bejarano, 2011; Murnane, Geary, Milne, 2012; Johansson, Hayes, Speck y Schmitz, 2013)

Alguna evidencia sugiere que el ejercicio puede mejorar también la función inmune y reducir los marcadores en la progresión del cáncer, posponiendo la necesidad de iniciar tratamientos con efectos secundarios conocidos, con lo que puede dar lugar a un aumento de la longevidad y la supervivencia sana. (Keogh y Jones, 2011)

Por otra parte, el ejercicio físico ayuda a optimizar la movilidad de la extremidad afectada, en el caso del cáncer de mama, el brazo, aunque también contribuye en la mejora del movimiento del hombro (López-Martín, y De Carlos Iriarte, 2010; McNeely, 2010). Según McNeely (2010) el ejercicio es más beneficioso cuando se continúa durante un período prolongado de tiempo después de la cirugía.

Con respecto al tema del ejercicio, diferentes autores discuten en la posible aparición del linfedema al realizarlo. (Schmitz y Speck 2010)

Además existe controversia en el hecho de mandar ejercicios seguidamente tras la cirugía ya que pueden conllevar a complicaciones como seroma, retraso en la cicatrización, linfedema, infección…, pero cabe señalar que actualmente no existen estudios que corroboren un efecto negativo del ejercicio, o en la incidencia de la formación de seroma, dolor o linfedema (McNeely, 2010; López-Martín, y De Carlos Iriarte, 2010)

Los resultados de varios estudios según Ridner, Fu, Wanchai, Stewart, Armer, Cormier (2012) sugieren que, el ejercicio de todo el cuerpo no se asoció con un aumento en el volumen del brazo, es más, puede haber ayudado a estabilizar el volumen del brazo, reducido las exacerbaciones en los pacientes con linfedema.

El temor y la falta de información acerca del linfedema llevan a muchas mujeres a adoptar un estilo de vida más sedentario, que puede llevar al brazo a un mayor riesgo de forma gradual y progresiva. (Schmitz y Speck 2010)

Por tanto, estos pacientes con cáncer necesitan información, asesoramiento, apoyo en relación con el ejercicio y aprender acerca de los beneficios del ejercicio durante el tratamiento del cáncer, para así aumentar la comprensión y la motivación de los pacientes para mantenerse o ser físicamente activos durante el tratamiento del cáncer. (Murnane, Geary, Milne, 2012)

También es importante destacar que el ejercicio es esencial para mantener y mejorar el drenaje linfático, por lo que debe fomentarse en las pacientes con cáncer de mama, para prevenir complicaciones como el linfedema. Andar, montar en bicicleta, nadar, tai chi, pilates y yoga son buenas formas para mejorar el drenaje linfático, evitar la rigidez articular y muscular, y para tratar los problemas de postura.

Durante la realización del ejercicio es importante que inicialmente los ejercicios sean lentos y suaves sin que duela el miembro afectado tras la actividad, y con respiración profunda que mejoran el drenaje linfático. (Hardy, 2012)

Por ello los profesionales sanitarios tienen un papel clave a la hora de que los pacientes con cáncer realicen alguna actividad física para mejorar a nivel muscular, articular, problemas de posturas, estrés, calidad de vida… (Keogh y Jones, 2011)

Con respecto a los ejercicios nombrados anteriormente que mejoran el drenaje linfático, el Pilates es un tipo de ejercicio que se adapta a todas las edades y estados de forma física, incluso a personas enfermas. Es un sistema de entrenamiento físico y mental que se adapta a todo tipo de personas. Su objetivo es conseguir un equilibrio muscular, reforzando los músculos débiles y alargando los músculos acortados. Esto lleva a aumentar el control, la fuerza y la flexibilidad del cuerpo. (Murnane, Geary, Milne, 2012)

Según se publica en la revista Geysalus, del Grupo Español en Investigación en Cáncer de Mama (GEICAM), se trata de una actividad física ideal y muy beneficiosa para las mujeres que padecen cáncer de mama o son supervivientes a la enfermedad.

En el artículo publicado por el GEICAM, se recomienda empezar con dos o tres sesiones con un monitor particular, que estará pendiente de que no se sienta ninguna molestia.

Los beneficios del Pilates según los expertos de la revista Geysalus serían:

• *"Tonificación y fortalecimiento muscular.*
• *Mejora de la circulación sanguínea y linfática (puede mejorar el linfedema).*
• *Corrige la postura corporal y estiliza la figura.*
• *Previene o alivia dolores de espalda.*

- *Aumenta la flexibilidad y el rango de movimientos.*
- *Desarrolla aptitudes como la atención y la autodisciplina.*
- *Dominio de nuestros movimientos y mayor conocimiento del propio cuerpo, lo que aumenta la autoestima.*
- *Refuerza nuestra capacidad de concentración y autocontrol.*
- *Alivia el estrés y las tensiones, reduce el insomnio*
- *Combate la fatiga."*

Por tanto, se puede concluir que la práctica de Pilates será de gran ayuda para recuperar la fuerza y movimiento en del brazo, evitar la hinchazón del mismo, mejorando sensiblemente su flexibilidad y rango de movimiento, que hará que la persona pueda moverlo con más facilidad y menos miedos. (Fundación Pilates, 2013)

Por otra parte, también se recomiendan los ejercicios en el agua como mejora del drenaje linfático.

Para Johansson, Hayes, Speck y Schmitz, (2013) los ejercicios en el agua pueden ser de gran importancia para las mujeres con linfedema, ya que el agua puede actuar como compresión, que es una forma eficaz de tratamiento para el linfedema.

El ejercicio en el agua ha demostrado ser útil en la mejora de la rotación de la articulación del hombro para las personas con linfedema después del cáncer de mama. Así, se puede concluir que el ejercicio en general es efectivo para el tratamiento del linfedema, y para la mejora de la calidad de vida según el estudio de Johansson, Hayes, Speck y Schmitz, (2013).

4.10 Tratamiento.

El cáncer de mama es una patología, en la que la cirugía ocupa un lugar fundamental. Existen varios tratamientos utilizados en este tipo de cáncer, entre ellos la radioterapia y la extirpación de los ganglios axilares, que son dos tipos de tratamientos que provocan daño linfático, y que aumentan las probabilidades de que la persona presente la secuela más temida en este tipo de cáncer, el linfedema. Hoy en día, y gracias a una nueva técnica llamada biopsia selectiva del ganglio centinela, la incidencia del linfedema está siendo disminuida. (Aloi-Timeus, Robles-Vidal, 2008; Braz da Silva, Angotti, Franco y Jorge, 2009; Jiménez-Pérez, Zepeda-Ornelas, Laguna-Macías, Frías-Terrones y Meza-León, 2011; Merino- Navarro; Mariscal-Crespo; Camacho-Bejarano, 2011; Kayam Kuwajerwala, Feczko, Dekhne, Pettinga,. Lucia, Riutta y Vicini, 2013)

El tratamiento utilizado en el linfedema va enfocado a reducir al mínimo o detener la hinchazón de la extremidad afectada, ya que hoy por hoy no existe un tratamiento curativo. En la actualidad, se sigue trabajando con un tratamiento fisioterapéutico para mejorar el drenaje linfático y poder así, disminuir el linfedema. Por otra parte, en los casos más graves de linfedema existe la cirugía. (Sinno, Izadpanah, Tahiri, Christodoulou, Thibaudeau, Williams, Slavin y Lin, 2012)

Para la Sociedad Internacional del linfedema, el tratamiento terapéutico físico principal para el linfedema es la terapia compleja física, que es un técnica que combina el drenaje linfático manual, con la compresión funcional, ejercicios terapéuticos, cuidado de la piel, auto-masaje linfático, y el uso de vendaje elástico. (Aloi-Timeus y Robles-Vidal, 2008; Mundim e Barros, Sanches, de Almeida y aldeira de Oliveira, 2013)

Estas opciones terapéuticas, junto con otras añadidas, son descritas por varios autores:

- Medidas de prevención, higiene y cuidado de la piel: se debe mantener la piel vigilada, ya que al aumentar el miembro de tamaño por el linfedema, se pueden presentar grietas o heridas, y la piel suele ser puerta de entrada de múltiples infecciones, y entre ellas la más grave en el linfedema, la linfagitis (inflamación de los conductos linfáticos subcutáneos que lleva a fiebre, cefaleas, malestar, aumento del miembro, dolor). (Serra,1994; Braz da Silva, Angotti, Franco y Jorge, 2009; AECC,2010; Merino- Navarro; Mariscal-Crespo ; Camacho-Bejarano, 2011)

- Drenaje linfático manual: consiste en hacer llegar a los territorios linfáticos sanos el exceso de líquido acumulado en las zonas de edema por medio de manipulaciones o masajes. Se emplean dos tipos de movimientos principales: un movimiento de llamada o evacuación destinado a evacuar la linfa a distancia desde la zona afectada hacia los vasos sanos y otro movimiento de captación o de reabsorción para favorecer la penetración de la linfa en los vasos linfáticos a nivel de la zona del edema. (Serra,1994; Robles,2008; Braz da Silva, Angotti, Franco y Jorge, 2009; Merino- Navarro; Mariscal-Crespo ; Camacho-Bejarano, 2011)

- Vendaje y otras medidas de contención: Su acción se dirige al tejido edematoso, ejerciendo presión que actúa sobre la microcirculación. Por ello, se puede decir que el vendaje produce los siguientes efectos (Serra, 1994):
    - *"Disminuye el trabajo del sistema linfático.*
    - *Aumenta el efecto favorable que produce la musculatura sobre la circulación venosa y linfática.*

- *Evita movimiento de reflujo en los vasos linfáticos cuando las válvulas son insuficientes.*
- *Suaviza las zonas de fibrosis."*

La técnica del vendaje debe realizarse en forma de espiral desde la parte distal a la proximal del miembro, iniciándose en los dedos de las manos y finalizando en el hombro. (Serra, 1994; Braz da Silva, Angotti, Franco y Jorge, 2009)

Según la AECC (2010) y Acebal, Alba et al. (2011) existen una serie de contraindicaciones a la hora de realizar el drenaje o vendaje en el miembro afectado:

- ❖ Infecciones tanto generalizadas (gripe, bronquitis…) como locales (linfangitis).
- ❖ Trombosis o tromboflebitis en el brazo.
- ❖ Daño en la piel.
- ❖ Ganglios afectados por el tumor.
- ❖ Insuficiencia cardiaca.
- ❖ Hipertiroidismo, asma, anexitis, dismenorrea, embarazo.

- Cinesterapia descongestiva: La terapia compleja de descongestión solo desarrolla efectos positivos si se acompaña de una serie de ejercicios.
  - Ejercicios gimnásticos (mínimo esfuerzo).
  - Ejercicios respiratorios (ya que durante la fase espiratoria, la linfa fluye hacia el mayor tronco linfático). (Serra, 1994; Acebal, Alba et al., 2011). (Ver anexo 2)
- Presoterapia (compresión neumática intermitente y baño de mercurio): La compresión neumática intermitente (CNI), es una técnica de drenaje linfático, que consiste en que mediante unos manguitos se insufla aire a presión determinada de modo que el aumento de presión es favorable para la evacuación del líquido acumulado. Es no invasivo, con pocas complicaciones, y asequible.(Serra,1994; Braz da Silva, Angotti, Franco y Jorge, 2009)
- Tratamiento postural y cuidados en la actividades de la vida diaria. (Serra, 1994)
- Hidroterapia: Técnicas y modos de aplicación de la hidroterapia:
  - Natación o baño en el mar o en aguas salinas, ya que la concentración salina tiene efecto anti edematoso. (Serra, 1994; Mariscal,2006)
  - Hidromasaje: si no podemos realizar drenaje linfático manual.

- Baño en piscina: por la presión y el ejercicio que mejoraría el retorno.
- Baños de contraste o distermicos extremidad introducida en agua primero templada y luego fría.

- Tratamiento farmacológico: El linfedema generalmente no se trata con medicamentos. Se pueden usar antibióticos para tratar y prevenir las infecciones. Otros tipos de medicamentos, como los diuréticos, no siempre son útiles ya que pueden solo aumentar la diuresis sin modificar la circulación linfática, o los anticoagulantes que habitualmente tampoco son útiles y pueden empeorar el linfedema. (Serra, 1994)
- Ayuda psicológica.(Robles,2008)

Otra técnica de tratamiento del linfedema, es la utilización de la estimulación eléctrica de alto voltaje (EVA), que va encaminada a la reducción del edema, ya que aumenta el flujo de la circulación venosa y linfática de la zona afectada. Además, esta técnica ayuda a activar los músculos de dicha zona. Se suele utilizar en conjunto con otras técnicas como ejercicios terapéuticos, automasajes y autocuidado en el miembro superior. Según varios estudios, se ha comprobado que la utilización de esta técnica reduce el linfedema, aunque hay que señalar que terapia compleja descongestionante, sigue siendo la que cuenta con mayor respaldo científico.(Braz da Silva, Angotti, Franco y Jorge, 2009; Mundim e Barros, Sanches, de Almeida y aldeira de Oliveira, 2013).

5. Objetivos.

- Identificar y recopilar las evidencias disponibles sobre el linfedema y sus complicaciones.
- Analizar críticamente de las evidencias seleccionadas.
- Establecer los cuidados para las mujeres afectadas de cáncer de mama que padezcan linfedema y para su familia.
- Realizar una propuesta personificada de autocuidados para las mujeres afectadas de linfedema.

6. Metodología

Se consultaron varias bases de datos electrónicas como son: PubMed, metabuscador de OvidSP, ProQuest, Cochrane y páginas web oficiales como AECC, SEOM, Fundación Pilates, Instituto Nacional del Cáncer, Junta de Andalucía y American Cancer Society.

Tras una exhaustiva búsqueda se seleccionaron: Un libro, veintiséis artículos, una guía de práctica clínica, una tesis doctoral, y cuatro documentos varios. Además como bibliografía gris se analizaron trípticos y carteles. De uno de los artículos se hizo búsqueda secundaria de su bibliografía.

El análisis se realizó de documentación publicada en los últimos cinco años como se indica en las Ciencias de la Salud. Algunos documentos anteriores a estos cinco años se utilizaron debido a su gran interés para el tema en la actualidad.

La búsqueda se realizó durante los meses de marzo y abril de 2014.

Se realizó una revisión de los resúmenes para obtenerlos a texto completo si eran relevantes para el tema, y se descartaron otros de poco interés.

De los artículos encontrados, la mayoría fueron en la lengua inglesa aunque también algunos en español. Todos los seleccionados se pudieron obtener a texto completo.

Los descriptores que se utilizaron fueron: cáncer de mama, linfedema y autocuidados, y estas mismas palabras en inglés. Los operadores booleanos utilizados fueron and y or.

Posteriormente se procedió al ordenamiento y análisis crítico de la documentación, extrayendo aquella información más relevante y con las mejores evidencias disponibles.

Finalmente, hemos desarrollado los cuidados enfermeros relacionados con el linfedema, y así se ha establecido una propuesta de mejora en forma de prescripción enfermera.

7. Prescripción enfermera.

El cáncer de mama es una patología que requiere de autocuidados durante el tratamiento, post-tratamiento y para la prevención. Estos autocuidados dependen de la persona, sus conocimientos, habilidades, valores, motivación…para conseguir su propio bienestar. Por ello, es importante que los profesionales sanitarios identifiquen a las personas que no tienen la capacidad de mantener el tratamiento debido a otros problemas de salud o físicos. (Mariscal, 2006; Kern de Castro y Moro, 2012; Hardy, 2012)

En la prescripción de cuidados se integran actividades que deben realizar el paciente y actividades terapéuticas desarrolladas por la enfermera en relación con el linfedema.

Con respecto al autocuidado durante el tratamiento, la falta de conocimiento sobre sus efectos adversos puede ser un obstáculo para el autocuidado. (Kern de Castro y Moro, 2012)

Por ello, la falta de conocimiento presente en todo el proceso del cáncer de mama, debe abordarse desde el entorno hospitalario por los profesionales sanitarios como los enfermeros, informando tanto en la etapa prequirúrgica como en la postquirúrgica, de las medidas que la mujer debe introducir en su vida diaria. Así, se mejorará el nivel funcional, físico y sobretodo la calidad de vida. Los profesionales encargados de estos pacientes deben tener en cuenta el riesgo de linfedema, su aparición y las consecuencias que puede ocasionar tanto a nivel físico como emocional, ya que existe un alto porcentaje de mujeres que refieren que la información recibida es escasa. (Yélamos, Montesinos, Eguino, Fernández, González, García y Fernández, 2007)

Según Yélamos et al (2007), uno de los retos de la sanidad sería mejora la atención a los pacientes con cáncer de mama, en especial aquellos que presentan una de las complicaciones tardías como es el linfedema, ya que se necesitan más personal y recursos para tratar este problema.

Actualmente sigue existiendo muchos profesionales sanitarios, que tienen falta de conocimientos y habilidades insuficientes para tratar con este tipo de pacientes. Por ello, uno de los retos de enfermería sería el estar bien formado en este campo para ofrecer un cuidado más integral a este tipo de pacientes. (Hardy, 2012)

Los enfermeros tienen un papel fundamental en la prescripción de los Autocuidados que las mujeres con linfedema deben incorporar a su vida diaria. Estos autocuidados relacionados con el linfedema tras haber sufrido un cáncer de mama, son específicos e irán encaminados a prevenir o tratar esta complicación tardía del cáncer de mama.

Estos cuidados serán llevados a cabo por la propia persona y por parte de enfermería:

<u>Autocuidados terapéuticos: profesional de enfermería.</u>

- Realización de masajes y del drenaje linfático manual por parte de la enfermera y en colaboración con el fisioterapeuta.
- Evitar las extracciones de sangre, vacunas o la administración de medicamentos en el brazo afectado.
- No tomar la tensión en el brazo afectado.
- En las personas diabéticas, evitar pinchar en los dedos de la mano del miembro afectado.
- Para la identificación del linfedema, las enfermeras se encargan de medir las extremidades para comprobar la existencia o no, utilizando la circometría, la volumetría y el perímetro. El método más utilizado sería la circometría, ya que es más barato y sencillo. Por ello, enfermería tiene un papel clave a la hora de incidir acerca de la importancia que tiene el control y autocontrol de la extremidad:

    - Circometría: Se recomienda realizar mediciones entre cada 2 y cada 10 cm. En ambos miembros. Se realizan 7 mediciones en el brazo: Mano (a nivel de cuello de metacarpianos), 1/3 inferior antebrazo, 1/3 medio antebrazo, en el codo: 2cm por encima y por debajo, 1/3 medio brazo, 1/3 superior brazo (2cm por debajo de la axila).Además comprobaremos la positividad del Signo de Stemmer: Incapacidad para pellizcar un pliegue de piel en la raíz de los dedos, en concreto el 2º, debido al incremento de espesor de la piel.
    - Volumetría: Principio de Arquímedes: mide el volumen de agua desplazada.
    - Sistemas óptico-electrónicos: Muy fiables pero caros

(Mariscal, 2006; AECC, 2010; Acebal, Alba et al. 2011; Hardy, 2012; Mundim e Barros, Sanches , de Almeida y aldeira de Oliveira, 2013)

Así, la enfermera determinará una segunda clasificación del linfedema según el grado de severidad (Acebal, Alba et al, 2011):

• Grado 1 o leve: diferencia en la circometría inferior a 4 cm.

• Grado 2 o moderado: diferencia en la circometría entre 4 y 6 cm.

• Grado 3 o severo: diferencia en la circometría de más de 6 cm. Afecta al miembro completo y cuadrante correspondiente del tronco.

• Grado 4 o gigante: elefantiasis. En miembro superior puede afectar a cara y cabeza.

<u>Autocuidados: que la persona realiza para sí misma</u>

- Llevar una dieta sana y evitar la obesidad.
- Realizar actividad física, como caminar, nadar, pilates, yoga…, que no requieran de mucho esfuerzo, y combinándola con el sueño y el descanso.
- No exponerse a exposiciones solares, ni a productos tóxicos.
- Desarrollar, adaptar o normalizar la actividad laboral, del hogar o los estudios.
- Cuidar la imagen física.
- Realizar los ejercicios específicos recomendados para la movilidad del brazo y el hombro.
- Uso de solución antiséptica de inmediato tras los cortes.
- Mantener la piel limpia, hidratada y elástica.
- Evitar cortar las uñas con tijeras, mejor cortaúñas.
- Extremar las precauciones con la plancha, al manipular estufas o en el horno, ya que las quemaduras en el brazo afectado se infectan con facilidad.
- Emplear siempre guantes cuando se utilice tijeras, cuchillos o cualquier otro utensilio cortante.
- Utilizar dedal para coser y evitar arañazos de animales.
- Evitar cargar peso con el brazo afectado.
- En el caso de linfedema: no utilizar pulseras, reloj ni anillos en dicho brazo.
- Emplear maquinilla eléctrica para depilarte la axila.
- Colocar el brazo en postura que favorezca el retorno venoso y linfático y evitar los declives prolongados.
- Evitar la ropa apretada.
- Usar sujetadores apropiados de tiranta ancha que no aprieten.
- No aplicar agujas de acupuntura.

(Robles,2006; Mariscal,2006; Braz da Silva, Angotti, Franco y Jorge, 2009; AECC,2010; Acebal, Alba et al. 2011; Hardy,2012;)

Apoyo educativo, para conseguir el autocuidado.

Númeors estudios muestran que pocas mujeres reciben información sobre el riesgo de desarrollar linfedema, y sobre su prevención. Por ello, el apoyo educativo que las mujeres reciban al respecto, tiene gran importancia para el desarrollo de los autocuidados específicos.

Dado que los pacientes con IMC elevado tienen un mayor riesgo de padecer linfedema, las enfermeras deben aconsejar en la reducción de peso o mantenimiento del peso en aquellos pacientes que lo requieran, además de aconsejar en el tipo de dieta que deben seguir. (Green, Paladugu, Shuyu, Stewart, Shyu y Armer, 2013)

Además también se debe (Mariscal, 2006):

- Dar información del Cáncer de mama, sus complicaciones y efectos del tratamiento
- Dar a conocer la existencia y el funcionamiento de grupos de apoyo y de ayuda para las mujeres que padecen linfedema
- Apoyo en los cambios de imagen que conlleva esta complicación, y explicar la tecnología existente en cuanto a ropa, prótesis…

Además la enfermera debe educar a la paciente en los hábitos higiénicos sanitarios adecuados, enseñando la realización de un masaje a la hora de la higiene personal en el brazo afectado, la importancia de mantener la piel cuidada e hidratada…

Es muy importante la educación para que se cumpla el autocontrol y la identificación de cambios en el miembro afectado, y así hacer que la persona acuda a un especialista lo antes posible.

8. Propuesta de mejora.

Entre las necesidades que se ven afectadas en las personas que padecen linfedema se pueden encontrar la de comer y beber de forma adecuada, moverse y mantener una postura adecuada, dormir y descansar, uso de ropa adecuada, mantener la higiene corporal, evitar los peligros del entorno, comunicarse con los demás, sentirse realizado, participar en actividades de ocio y entretenimiento.

Por ello, surgen una serie de recomendaciones para las mujeres que padecen linfedema:

- Con respecto a la alimentación, se debe seguir una dieta equilibrada, evitando la sal y llevando una dieta rica en fibra para favorecer un buen tránsito intestinal. Es importante con respecto al linfedema, mantener el peso dentro de los límites normales, para prevenir o evitar el empeoramiento de esta complicación. Además se recomienda beber al menos dos litros de agua diarios.

- La necesidad de moverse y mantener una postura adecuada, es muy importante en esta complicación, ya que el brazo afectado y el hombro pierden amplitud de movimiento. Por ello se recomienda realizar ejercicios como nadar y realizar ejercicios acuáticos, preferentemente en el mar ya que la concentración salina ejerce acción antiedematosa y de drenaje sobre la extremidad. También el yoga o el pilates son ejercicios que ayudan a mantener una postura adecuada, reforzando los músculos débiles y alargando los músculos acortados, además de mejorar la circulación linfática (importante para mejorar el linfedema). Se recomienda no realizar deportes que impliquen movimientos bruscos o sobreesfuerzo como el esquí o el tenis.

- Por otra parte, para mantener la higiene corporal debe cuidar la piel manteniéndola limpia e hidratada diariamente, evitando productos cosméticos irritantes o que puedan producir reacciones alérgicas. Además a la hora de la higiene es importante realizar el masaje para favorecer el drenaje linfático en la mano y el brazo afectado de forma centrípeta.

- A la hora de dormir y descansar, es importante evitar dormir sobre la zona afectada, y durante el día y la noche, mantener el brazo en posición elevada para favorecer la circulación.

- No utilizar ropa que apriete demasiado el brazo, la axila o presiones el hombro, evitar aros en la ropa interior, no usar anillos, reloj o pulseras en el brazo afectado, ya que pueden dificultar la circulación.
- Es muy importante evitar los peligros del entorno así como los traumatismos, heridas y lesiones ya que se pueden infectar fácilmente y si esto sucediera se deben cuidar, observar y acudir a la consulta de enfermería si existen dudas.
- No morderse o cortarse las uñas o las cutículas con instrumentos cortantes o punzantes así como realizar la depilación preferentemente con maquinilla en vez de cuchilla.
- Evitar manipulaciones con objetos, productos o sustancias que puedan causar lesiones. Por ello se recomienda utilizar guantes al manipular cuchillas, tijeras, plancha, o sustancias tóxicas de limpieza, en las labores de jardinería. Usar dedal para coser.
- Evitar el contacto con animales (gatos, pájaros, perros...) y las picaduras de insectos, utilizando repelente si es necesario.
- No realizar sobreesfuerzos o sostener peso excesivo o durante un tiempo prolongado con el brazo afectado.
- Evitar los cambios bruscos de temperatura, y el frío o calor excesivos en baños y saunas, tomar el sol (usar protección solar), manipular productos congelados o congelador un tiempo prolongado o el horno.
- Evitar las inyecciones, extraer sangre o tomar la presión arterial en el brazo afectado. Por lo que es importante que se informe a su enfermera referente de la complicación. Además se aconseja no aplicar agujas de acupuntura.
- Desarrollar, adaptar o normalizar la actividad laboral, del hogar o los estudios.
- Dar a conocer la existencia y el funcionamiento de grupos de apoyo y de ayuda para las mujeres que padecen linfedema.

Con respecto al tratamiento existente, cabe señalar la mejora que produce en el linfedema los procedimientos aplicados para el tratamiento conservador como son:

- Drenaje Linfático Manual (DLM), que es una de las técnicas más efectivas con resultados satisfactorios. Debe ser realizado por el personal cualificado. Además también está disponible la Presoterapia, presión neumática intermitente y por baño de mercurio (Método Cartier).

Para acceder a este tipo de tratamiento la mujer debe saber que la cobertura es escasa e irregular. Por ello, desde el entorno hospitalario se debe informar de la existencia de asociaciones que lo ofrecen.

- Por otra parte, las medidas de contención como el vendaje y los brazaletes, y los guantes o mangas indicados, van personificados para cada mujer. En cualquiera de estas medidas de contención es importante el cuidado de la piel manteniéndola hidratada e integra.

- La Cinesiterapia, son ejercicios gimnásticos de movimientos sencillos que no deben requerir un gran esfuerzo ni un tiempo. Deben realizarse con un vendaje o manga de compresión, y con ejercicios respiratorios ya que durante la fase espiratoria, la linfa fluye hacia el mayor tronco linfático (el conducto torácico) y durante la inspiración hacia el sistema venoso.

IMPORTANTE: CONSULTAR A SU ENFERMERA ESPECIALIZADA DE REFERENCIA PARA CUALQUIER DUDA O PROBLEMA ESPECÍFICO.

9. Discusión y conclusiones.

Discusión

En la búsqueda de información para el tema elegido, se ha podido encontrar numerosos estudios acerca del cáncer de mama, y de su complicación más temida, el linfedema, y sus factores de riesgo, tratamiento, cómo afecta a la persona que lo padece… por lo que la bibliografía ha sido suficiente para el desarrollo del tema elegido.

La mayoría de los documentos encontrados han sido en lengua inglesa.

Con respecto al tema de la influencia del Pilates en el cáncer de mama y en su complicación tardía como el linfedema, existen estudios que se están realizando ahora mismo y no se han publicado aún. (Fundación Pilates, 2013)

En mi opinión, es un tema del que existe mucha información y del que tanto los profesionales como las mujeres en riesgo no tienen demasiada información. Por otra parte, el papel de la enfermería es muy importante y en los artículos encontrados no se habla tanto de la labor que realizan con este tipo de pacientes.

Finalmente comentar que el cáncer de mama en general requiere tanto de cuidados enfermeros como se ha tratado a lo largo del trabajo, como de cuidados médicos como es el caso la cirugía.

Conclusiones

A pesar de los avances que existen hoy en día en el tratamiento del cáncer de mama, aún queda mucho hacer para poder atender a estas mujeres de una manera más integral.

Los profesionales sanitarios, y sobretodo enfermería, deben trabajar para conseguir una mayor formación en las complicaciones del cáncer de mama, para poder informar a las pacientes y así prevenir estas complicaciones.

Cabe señalar la importancia que tiene el linfedema, una complicación tardía, que es muy temida entre las mujeres que padecen cáncer de mama, ya que no tiene curación y supone un cambio no solo físico, sino psicológico, y que además puede afectar también a su rol familiar y en el trabajo, pero sobre todo a la calidad de vida de estas personas, por ello tiene gran importancia la prevención y la detección precoz.

Actualmente existen varios tipos de tratamientos para el linfedema como EVA, ejercicios, auto-masaje, y orientación sobre el cuidado de la integridad física... que son capaces de reducir el linfedema. Sin embargo, sigue siendo necesario que surjan nuevas investigaciones para profundizar en este tema en el futuro.

Por tanto, con la evidencia disponible, se puede afirmar que el ejercicio es una forma efectiva de tratamiento del linfedema, además de los beneficios que aportaría a nivel físico y psicosocial.

Para las mujeres con linfedema, es importante evitar la infección y la lesión en el área del brazo, es decir, la ruptura de la piel por trauma o daño que empeore el drenaje linfático. Por ello, la enfermería tiene un papel clave en el linfedema, y es la detección temprana de los signos y síntomas, para así poder tratarlo precozmente.

Con respecto a los factores de riesgo, la enfermera debe dar los conocimientos suficientes a los pacientes, de los riesgos que conlleva el hecho de mantener un factor de riesgo durante un periodo largo de tiempo, y las consecuencias que esto acarrea.

Por tanto como conclusión, se puede decir que las enfermeras expertas en el cáncer de mama precisa de un aprendizaje continuo. Cada paciente es diferente, por lo que se le debe atender teniendo en cuenta la persona en su globalidad, integrando nuestros conocimientos. Se debe trabajar de manera independiente y como un equipo multidisciplinar, respetando siempre al paciente, para de esta manera ofrecer una asistencia de calidad a las personas que lo necesitan.

10. Bibliografía.

Acebal Blanco, M. M; Alba Conejo, E. et al. (2011). Proceso asistencial integrado del cáncer de mama. Junta de Andalucía.

Aloi-Timeus Salvato, I; Robles-Vidal, C (2008). Linfedema. Complicaciones postmastectomía. 3(2).

American Cancer Society. (2013). Linfedema: lo que toda mujer con cáncer de seno debe saber. Atención médica para manos y brazos después de la cirugía o radioterapia contra el cáncer de seno.

Asociación Española contra el Cáncer, AECC (2010). Linfedema: prevención y tratamiento.

Bañón Amat, I ; Castejón Navarro, J; Cervantes Berná, A; Espinosa Cabrera, M.A; Gamayo Serna, A; Gil Gil-Albaladejo, F; Gomis Murcia, A; Martínez Gonzalez, L; Montilla Ferrer, R; Pomares Ferrer, R; Pomares Gracia, M.T; Rosique Costa, A; Ruiz Marcos, M.R; Zaragoza Martínez, M.T. (2008) Guía de cuidados para mujeres mastectomizadas.

Boccardo, F; Fulcheri, E; Villa, G; Molinari, L; Campisi, C; Dessalvi, S; Murdaca, G; Campisi, C; Santi, P.L; Parodi, A; Puppo, F; Campisi, C (2012). Lymphatic Microsurgery to Treat Lymphedema Techniques and Indications for Better Results. 71 (2)

Braz da Silva Leal, N.F; Angotti Carrara, H.H; Franco Vieira,K; Jorge Ferreira, C.H (2009). Tratamientos fisioterapéuticos para el linfedema después de la cirugía de cáncer de seno: una revisión de literatura. 17 (5)

Brown, J.C; Chu, C.S; Cheville, A.L; Schmitz, K.H (2013). The Prevalence of Lymphedema Symptoms Among Survivors of Long-term Cancer with or at Risk for Lower Limb Lymphedema. 92 (3)

Camacho- Bejarano, R; Mariscal- Crespo, M.I; Merino- Navarro, D; Padín- López, S; Robledo- Cárdenas, F.J; Rubio- Barranco, A; Sánchez- Salado, C. (2010) Análisis del proceso asistencial cáncer de mama en Andalucía.

Card, A.; Crosby, M.A; Liu, J; Lindstrom, W.A; Lucci, A; Chang, D.W (2012). Reduced Incidence of Breast Cancer–Related Lymphedema following Mastectomy and Breast Reconstruction versus Mastectomy Alone.

Coriddi, M; Khansa, I; Stephens, J; Miller, M; Boehmler, J; Tiwari, P (2013). Analysis of Factors Contributing to Severity of Breast CancerYRelated Lymphedema

Green, J.M; Paladugu, S; Shuyu, X; Stewart, B.R; Shyu, C; Armer, J.M (2013). Using Temporal Mining to Examine the Development of Lymphedema in Breast Cancer Survivors. 62 (2).

Greene, A.K; Maclellan, R.A (2013). Obesity-induced Upper Extremity Lymphedema. Grupo español de investigación en cáncer de mama (GEICAM).Revista geicam (2010). Números 16-17.

Hardy, D. (2012). Reducing the risk of lower limb lymphoedema. Volume 22. Número 6

Jiménez-Pérez, L.M; Zepeda-Ornelas, E.A; Laguna-Macías, P.K; Frías-Terrones, M.G; Meza-León, B (2011). Linfedema secundario a cáncer de mama: ¿una posible secuela a considerar?. 12 (1).

Johansson, K; Hayes, S; Speck, R.M; Schmitz, K.H (2013). Water-Based Exercise for Patients with Chronic Arm Lymphedema A Randomized Controlled Pilot Trial. Volumen 92. Número 4.

Keogh, J.W.L; Jones, L (2011). The importance of promoting physical activity for cancer survivorship. 124 (1337)

Kern de Castro, E; Moro, L. (2012). Factores psicosociales relacionados con el autocuidado en la prevención, tratamiento y postratamiento del cáncer de mama. 9 (2-3).

Kuwajerwala, N.K; Feczko, C; Dekhne, N; Pettinga, J; Lucia, V.C; Riutta, J y Vicini, F (2013) Comparison of Lymphedema in Patients With Axillary Lymph Node Dissections to Those With Sentinel Lymph Node Biopsy Followed by Immediate and Delayed ALND. 36 (1).

López-Martín, M y De Carlos Iriarte, E (2010). El papel de la escuela de linfedema y la cinesiterapia en la prevención y el tratamiento del linfedema. 44 (1).

Mariscal Crespo, M.I. (2006) Autocuidados y salud en mujeres afectadas de cáncer de mama.

McNeely, ML. (2010). Exercise interventions for upper-limb dysfunction due to breast cancer treatment. The Cochrane Collaboration. Published by JohnWiley & Sons, Ltd.

Merino- Navarro, D; Mariscal-Crespo, M.I; Camacho-Bejarano, R. (2011) Capacidad de autocuidado para la prevención y tratamiento del linfedema en el proceso asistencial del cáncer de mama.

Mundim e Barros, V; Sanches Panobianco, M; de Almeida, A.M; Caldeira de Oliveira Guirro, E. (2013). Post-mastectomy lymphedema: a treatment protocol. 19 (4).

Murnane, A; Geary, B; Milne, D (2012). The exercise programming preferences and activity levels of cancer patients undergoing radiotherapy treatment. Número 20.

Ridner, S.H; Fu, M.R; Wanchal, A; Stewart, B.R; Armer, J.R; Cormier, J.N (2012). Self-Management of Lymphedema A Systematic Review of the Literature From 2004 to 2011

Robles, J.I. (2006). Linfedema: una patología olvidada. Volumen 3. Número 1.

Royo Aznar, A. (2011). Calidad de vida en pacientes diagnosticadas de cáncer de mama

Schmitz, K.H; Speck, R.M (2010). Risks and benefits of physical activity among breast cancer survivors who have completed treatment. 6 (2).

Serra Escorihuela, M. (1994). Linfedema: métodos de tratamiento aplicados al edema del miembro superior postmastectomía. Servicio de rehabilitación. Hospital universitario de la fe de valencia. FAES FARMA

Simão Haddad, C.A; Saad, M; Janeiro Pérez, M.C; Miranda Júnior, F. (2013). Assessment of posture and joint movements of the upper limbs of patients after mastectomy and lymphadenectomy. 61 (4).

Simão Haddad, C.A; Saad, M; Janeiro Perez, M.C; Miranda Júnior, F. Assessment of posture and joint movements of the upper limbs of patients after mastectomy and lymphadenectomy. Año 2013. 11 (4).

Sinno, H; Izadpanah, A; Tahiri, Y; Christodoulou, G; Thibaudeau, S; Williams, H.B; Slavin, S.A; Lin, S.J. (2012). The Impact of Living With Severe Lower Extremity Lymphedema A Utility Outcomes Score Assessment. 0 (0).

Yélamos,C; Montesinos ,F; Eguino, A; Fernández, B; González, A; García, M y Fernández, A.I (2007). Impacto del linfedema en la calidad de vida de las mujeres con cáncer de mama. 4 (1).

Sociedad Española de Oncología Médica. (SEOM). 2014. (Consultada el día 4 de abril de 2014). Disponible en: http://www.seom.org/

Fundación Pilates. (Consultada el día 7 de abril de 2014). Disponible en: http://fundacionpilates.org/

11. Anexos

ANEXO 1. EJERCICIOS DE PREVENCIÓN DE LINFEDEMA.

Estos ejercicios se deben realizar 2 ó 3 veces a lo largo del día durante unos 30 minutos, aproximadamente, y no deben ser vigorosos.

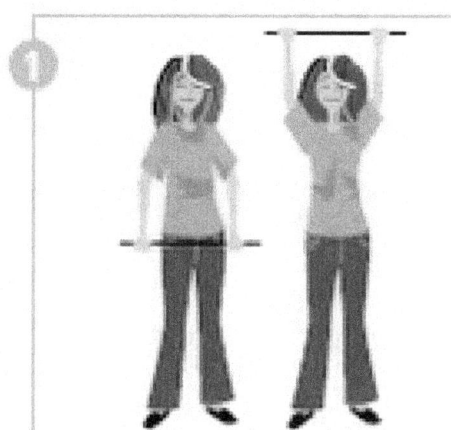

Coge un palo horizontalmente y levántalo todo lo que puedas.

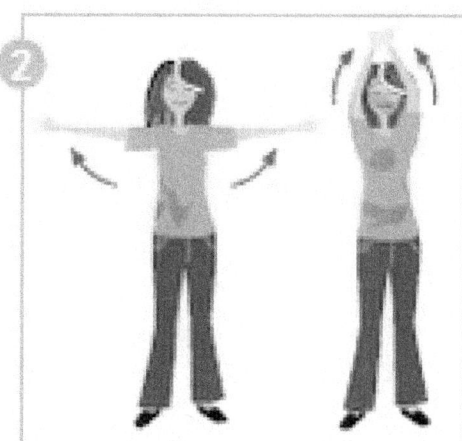

Pon los brazos en cruz y elévalos juntando las palmas de las manos.

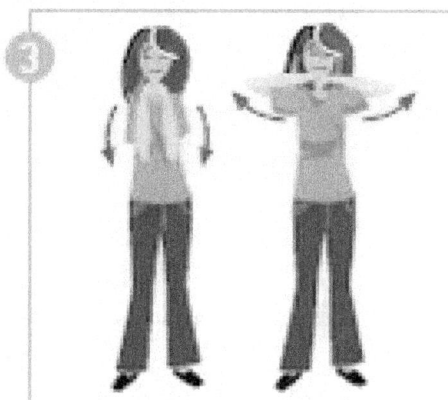

Coloca ambas manos entrecruzadas en la nuca, junta los codos delante y luego sepáralos al máximo sin soltar las manos.

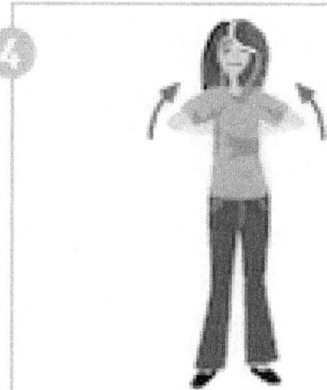

Coloca las manos entrecruzadas en la espalda lo más alto que puedas y lleva los brazos atrás.

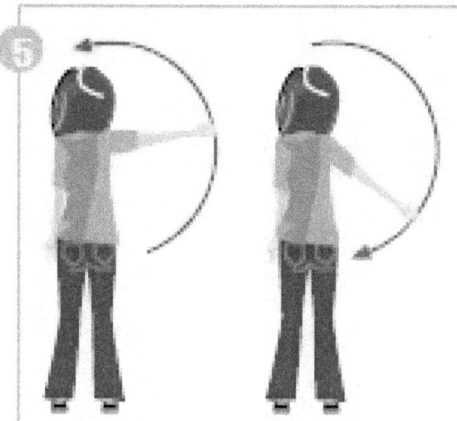

Sitúate frente a una pared. Con el brazo afectado dibuja un círculo lo más grande posible, primero en un sentido y luego en el otro.

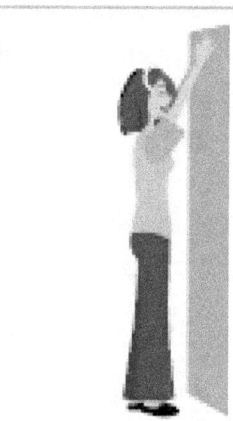

En la misma posición haz que los dedos índice y anular suban por la pared lo más alto posible.

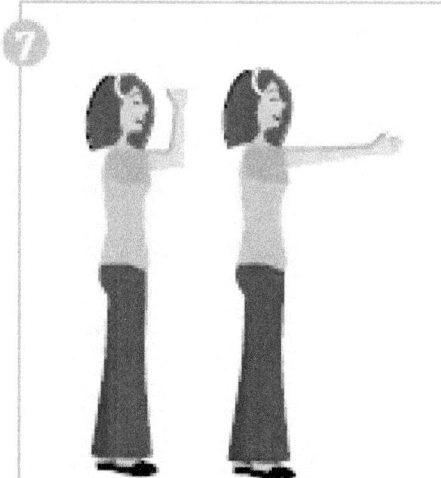

Con los brazos extendidos hacia delante, a la altura de los hombros, flexiona los codos a la vez que cierras el puño. Posteriormente estira el brazo a la vez que abres las manos.

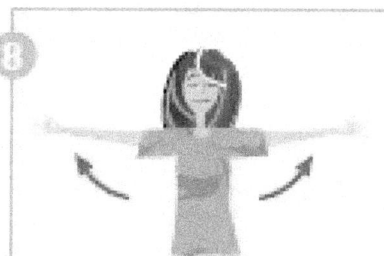

Mueve los brazos como si nadases a braza.

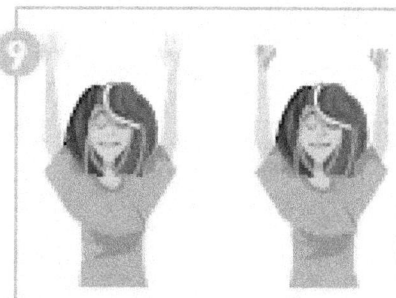

Con ambos brazos en alto abre y cierra los puños fuertemente.

(AECC, 2010)

ANEXO 2. **EJERCICIOS RESPIRATORIOS Y EJERCICIOS PARA FAVORECER EL FLUJO LINFÁTICO.**

EJERCICIOS RESPIRATORIOS

Diafragmáticos

Toma aire por la nariz intentando hinchar el abdomen. Mantén el aire unos segundos y a continuación expúlsalo lentamente por la boca.

El movimiento del abdomen se controla colocando las manos sobre él.

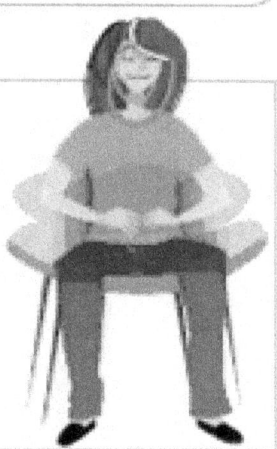

Torácicos bajos

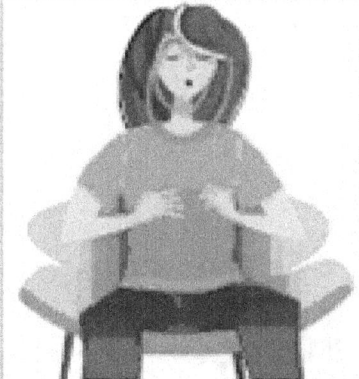

Inspira el aire expandiendo la parte inferior del tórax. Mantenlo durante unos segundos y a continuación expúlsalo lentamente por la boca. Coloca tus manos a nivel de las últimas costillas para apreciar el movimiento de las mismas al tomar el aire.

Torácicos altos

Inspira el aire expandiendo la parte superior del tórax. Mantén el aire unos segundos y expúlsalo lentamente por la boca. Sitúa las manos en la parte alta del tórax.

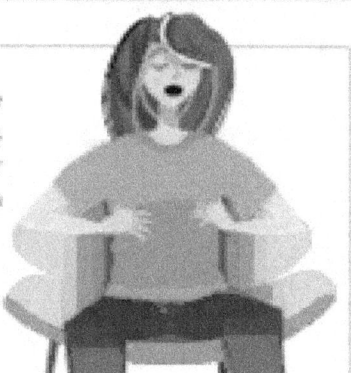

EJERCICIOS BÁSICOS PARA FAVORECER EL FLUJO LINFÁTICO

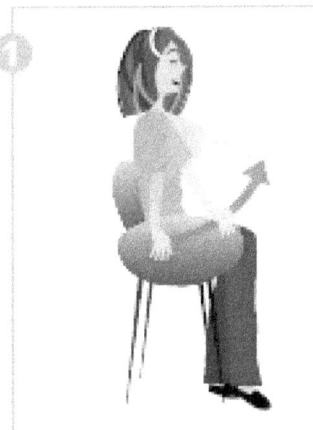

Sentada en un taburete, eleva lentamente el brazo hacia delante abriendo y cerrando la mano.

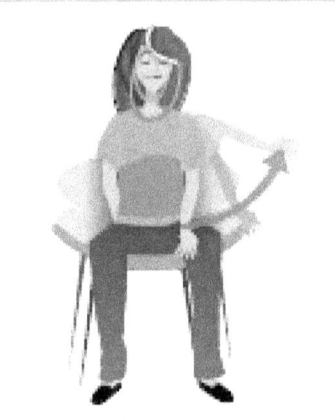

En la misma posición separa el brazo lateralmente, abriendo y cerrando la mano.

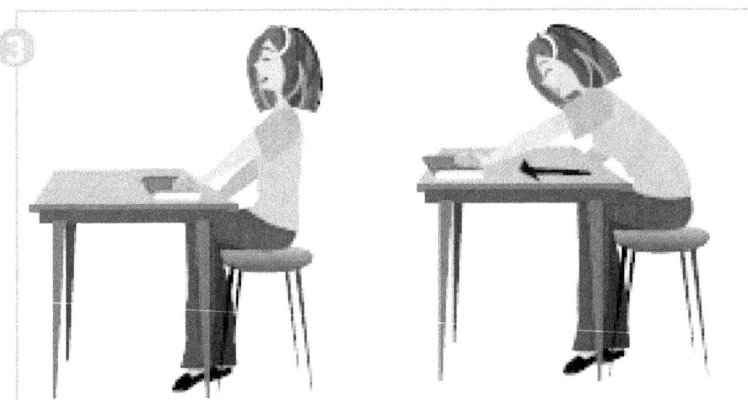

Sentada frente a una mesa, con el tronco recto, coloca la mano con un libro bajo ella sobre la mesa. Desliza el libro lentamente hacia delante hasta el momento en que comiences a sentir una molestia. Vuelve a la posición inicial.

④ Sentada lateralmente a la mesa, desplaza el brazo hacia delante y hacia atrás colocando un libro bajo la mano para facilitar el desplazamiento.

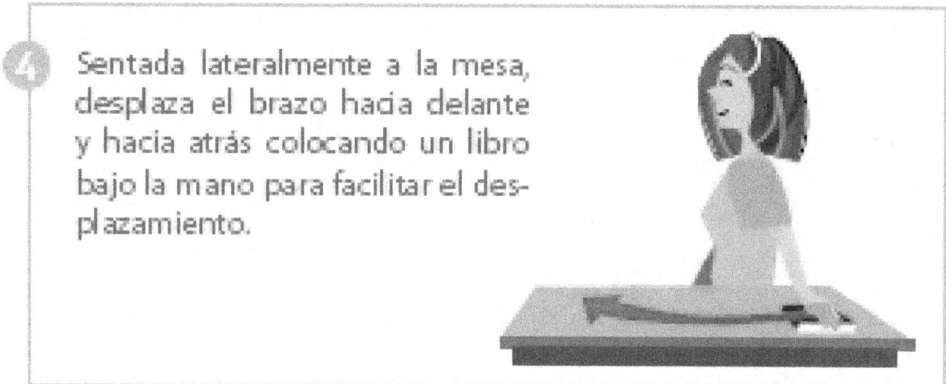

⑤ Sentada sobre un taburete, sujeta una toalla por la espalda, con una mano por arriba y otra por debajo y realiza movimientos hacia ambas manos.

(AECC, 2010)

Copyright © 2018 Molina Moreno Editores. All rights reserved.

Edita: Molina Moreno Editores molina.moreno.editores@gmail.com

Diseño de portada: Molina Moreno Editores

ISBN-10: 198522450X

ISBN-13: 978-1985224506

LINFEDEMA POSTMASTECTOMÍA – *Autocuidados enfermeros para la prevención y el tratamiento*

Autora de la obra: Alejandra Villagrán Guerrero

Editor: Diego Molina Ruiz

Primera Edición – 08/02/2018

Serie: Mi Trabajo Fin de Grado - Libro 7.

Todos los derechos reservados. Este libro o cualquiera de sus partes no podrán ser reproducidos ni archivados en sistemas recuperables, ni transmitidos en ninguna forma o por ningún medio, ya sean mecánicos o electrónicos, fotocopiadoras, grabaciones o cualquier otro sin el permiso previo de los titulares del Copyright. Las imágenes han sido cedidas por los autores y se prohíbe la reproducción total o parcial de las mismas.

www.ingramcontent.com/pod-product-compliance
Lightning Source LLC
Chambersburg PA
CBHW062231220526
45471CB00009B/3438